AF467175

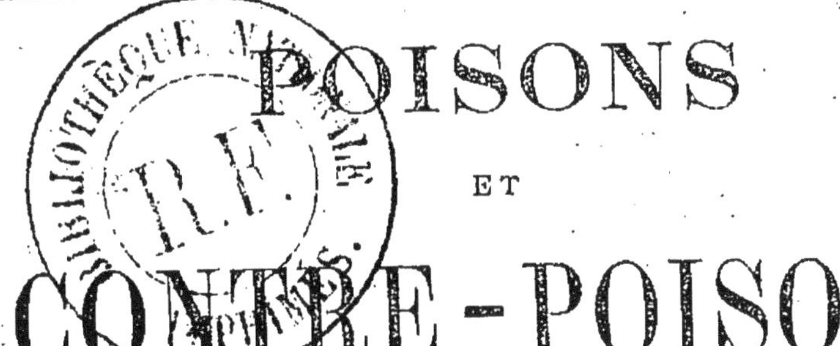

POISONS
ET
CONTRE-POISONS
DÉVOILÉS

PAR LE

ZOUAVE JACOB

Médecine, pauvre science,
Médecins, pauvres savants,
Malades, pauvres victimes.

C'est en victime de la vieille médecine que je parle ; j'ai sur elle des droits de médisance et j'en use, car j'ai le triste avantage d'être habituellement malade, en même temps que médecin..... victime et bourreau. (Docteur FRAPPART.)

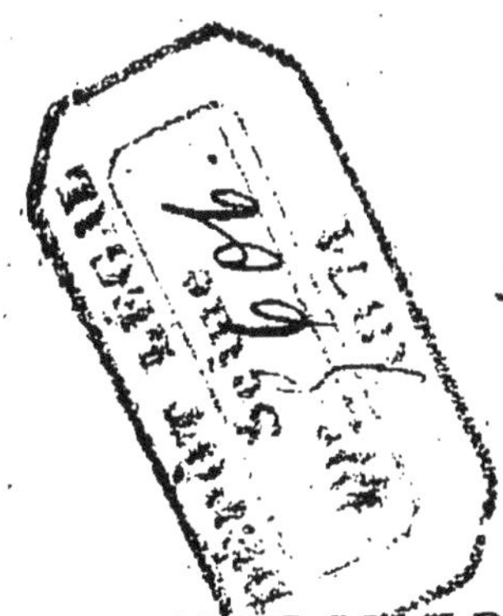

PARIS
IMPRIMERIE ALCAN-LÉVY
61, rue de Lafayette

POISONS

ET

CONTRE-POISONS

De la terre jusqu'aux cieux s'élève un cri de douleur : toujours le sang, les larmes ; toujours le feu, le fer, le poison, la mort!...

Ceux-ci, étendus sur le grabat des passions, réclament en vain le Dieu de paix, de justice, qu'on ne leur a point appris à connaître.

Ceux-là, qu'une brûlante fièvre dévore, s'agitent sur leurs couches avec désespoir : le breuvage salutaire ne leur est point donné. Ceux échappés aux fléaux de la guerre, du massacre, implorent un rayon plus pur de fraternité, d'égalité, pour les guider à travers les décombres encore fumants, épars çà et là à travers nos cités.

Quelles douleurs! quelles souffrances! quel est-donc ce venin empoisonné qui dévore ainsi l'humanité?

Secouons la poussière des temps, essayons de soulever un coin de ce voile sombre qui obscurcit la raison humaine. Dieu a donné à tous la vérité pour combattre le mensonge ; au poison il a opposé le contre-poison... Quels sont ceux qui ont mission de guérir nos maux et de soulager nos souffrances?... Que font ces docteurs qui trônent dans nos chaires académiques ? Que disent-ils ?

Le docteur N.-M. Chauvet, dans son livre de philosophie médicale, adressé à M. le professeur Trousseau, pages 11 et 12, s'exprime ainsi :

Qu'est-ce que la médecine?

« L'art de guérir, dit-on, ou, pour parler plus « exactement, de traiter les maladies. — Quel « est le sujet sur lequel cet art prétendu s'exerce? « — L'homme. — La médecine a-t-elle appris « du moins à connaître l'homme, son sujet spé- « cial depuis deux mille ans, qu'elle disserte, « discute, expérimente sur lui, appelant à son « aide et mettant à contribution la nature « entière? — Non. — Connaît-elle mieux les « instruments dont elle se sert pour atteindre « son but essentiel, qui est de guérir? — Non « encore. — Enfin, sait-elle procéder à l'appli-

« cation de ses instruments, non pas selon cet
« art routinier si finement persiflé par Molière,
« mais selon l'art éclairé par la raison ? — Pas
« davantage. — Or, si la médecine ne connaît
« ni son sujet, ni ses instruments, ni la manière
« de s'en servir, c'est-à-dire, ni la maladie, ni
« le remède, ni l'art d'appliquer celui-ci, celle-
« là, qu'est-elle donc, grand Dieu ?... une erreur
« de vingt siècles, et, vu l'extrême importance
« des intérêts qu'elle atteint directement ou
« indirectement, une erreur des plus funestes,
« ne tendant à rien moins, entre autres déplora-
« bles résultats, qu'à la dégradation physique et
« morale de l'espèce humaine ; un chaos discor-
« dant d'hypothèses absurdes qui ravale l'homme
« fort au-dessous de la plus grossière machine et
« élève le savetier fort au-dessus du plus habile
« médecin. »

Le célèbre Bichat, professeur à l'Ecole de Médecine de Paris, s'exprime ainsi dans son *Ant. gén.*, *Consid. générales :*

« Il n'y a pas eu, écrit-il, en matière médi-
« cale, de systèmes généraux ; mais cette science
« a été tour à tour influencée par ceux qui ont
« dominé en médecine. Chacun a reflué sur elle,

« si je puis m'exprimer ainsi ; de là le vague,
« l'incertitude qu'elle nous présente aujourd'hui ;
« elle est peut-être, de tous les systèmes physio-
« logiques, celui où se peignent le mieux les tra-
« vers de l'esprit humain. Que dis-je ? ce n'est
« point une science pour un esprit méthodique,
« c'est un assemblage informe d'idées inexactes,
« d'observations souvent puériles, de moyens
« illusoires, de formules aussi bizarrement con-
« çues que fastidieusement assemblées. On dit
« que la science de la médecine est rebutante ;
« je dis plus, elle n'est pas, sous certains rapports,
« celle d'un homme raisonnable, quand on en
« puise les principes dans la plupart de nos
« matières médicales, etc., etc., etc. »

Continuons. Le docteur Marizon, président du conseil de santé de Londres, nous rapporte dans ses *Nouvelles Vérités médicinales*, page 15 :

« J'en appelle, dit-il, à tous les hommes valides
« comme à tous ceux qui ont eu le malheur de ne
« point l'être, et je leur demande si, en suivant
« les conseils et ordonnances des médecins, ils
« n'ont trouvé autre chose que déceptions et souf-
« frances, et pourtant ceux-ci leur faisaient épui-

« ser tous les trésors de la pharmacopée.... Cette « science n'a point de principes fixes, point de sys- « tèmes arrêtés ! Mais comment en serait-il autre- « ment ? Est-ce en lisant dans nos universités, nos « colléges, des traités remplis d'erreurs, de supers- « titions, de systèmes innombrables, d'opinions « qui se contredisent à chaque instant, ou qui ne « se combattent que pour la gloire d'une existence « éphémère ; est-ce en lisant de tels ouvrages « qu'on peut arriver ? »

Nous lisons à la page 6 de l'*Examen critique* du docteur Libert, ancien chirurgien des hôpitaux de Paris :

« J'ai été à même plus que personne d'apprécier l'insuffisance de la médecine et quelquefois ses fâcheuses conséquences ; n'ai-je pas même vu, en effet, que les médecins qui mettaient en usage la pratique la plus active étaient ceux dont la feuille des morts était la plus garnie à la fin du mois ; si l'exercice de notre art offre des chances si peu favorables entre les mains des praticiens les plus instruits et les plus consommés, que nous présentera-t-il, si nous descendons dans la pratique des médecins pris en masse ? »

Le docteur Munaret (*Du Médecin des villes et des campagnes*, pages 485 et 470), dit :

« Depuis Hippocrate jusqu'à nous, que de « discussions, d'études, d'essais; qu'ont-ils rap- « porté à la science? Une vérité par mille erreurs « au plus, temps perdu à rêver de présomptueux « et insensés systèmes, temps perdu à les croire « et à les éprouver, temps perdu à les combattre, « temps perdu à les ressusciter sous un autre nom, « etc., etc., etc. Oh! que de temps perdu! »

« Il y en a qui osent, nous dit encore ce même « docteur, embrasser la médecine sans y croire. »

« Oui, en vérité, s'écrie le docteur Jahr (tom. V de la Bibliothèque de Genève, n° 4, page 242), « depuis deux mille ans nous avons méconnu les « lois de la nature dans le véritable art de gué- « rir. »

« Consultez, « écrit le docteur Audin Rouvière, ancien professeur d'hygiène (*La Médecine sans médecins*). » N'aurez-vous pas vingt avis diffé- « rents? Ne faut-il pas qu'il y en ait au moins « dix-neuf d'erronés? car il n'est pas un seul « de ces messieurs qui n'accuse son confrère d'i- « gnorance; c'est à qui l'emportera sur ses ri- « vaux... Dans ces vingt médecins, vous aurez « le type de la foule des autres. »

Le docteur Peschier, de Genève, nous dit :

« La littérature médicinale n'est donc plus « qu'un nécrologe, elle n'enregistre donc que « des décès, elle n'apprend donc plus au monde « que le pourquoi et le comment les ex-mala- « des sont morts. La médecine se fait son procès « à elle-même, les médecins impriment et affi- « chent leur incapacité, ils proclament donc « hautement, qu'il vaut autant si ce n'est pas « mieux, quand on est malade, se confier aux « soins de la nature que d'invoquer les leurs; « ils hâtent peut-être, car certainement ils n'ar- « rêtent pas la mort. Voilà donc à quoi leur sert « d'être savants : c'est à dire en deux volumes « que les malades sont morts et dans quel état « ils étaient après leur mort ; mais n'est-il pas « plus déplorable que l'art de guérir ne devienne « que celui de décrire des cadavres? La méde- « cine a-t-elle donc cédé la place à l'anatomie « pathologique, et les hôpitaux sont-ils changés « en salles de repos? »

Dans ses lettres sur le magnétisme, le docteur Frappart, élève du fameux Broussais, rapporte : « Tous les vingt ans, au plus, il y a quelquefois « deux systèmes dans la même école, si bien que,

« parmi les médecins sortis de la même école et « ayant les mêmes systèmes, il n'y en a pas « quatre qui puissent s'entendre au lit d'un ma- « lade. »

Aux pages 83 et 84 de l'*Homéopathie*, le docteur Crosario, médecin de l'ambassade de Sardaigne, dit : « Si la saignée énerve les forces de la nature « et lui rend plus difficiles les efforts indispensa- « bles à la guérison de la maladie, les doses énor- « mes des médicaments et des recettes composées, « outre qu'elles épuisent ces mêmes forces, com- « pliquent encore la maladie des symptômes pro- « pres aux différentes substances dont elles sont « composées et produisent de véritables empoi- « sonnements. »

Laissons encore le professeur Broussais (*Examen des doctrines méd.*, pages 826, 827 et 838) nous édifier :

« Que l'on reporte maintenant, dit-il, ses regards « en arrière ; qu'on se rappelle tout ce que nous « avons dit des vices si multipliés dans la prati- « que médicale, qu'on se figure dans toutes les « parties du monde civilisé les légions de méde- « cins qui ne soupçonnent même pas l'existence « des inflammations gastriques ni l'influence de

« ces phlegmasies sur le reste des organes; qu'on « se les représente, versant à flots des purgatifs, « des vomitifs, des remèdes échauffants, du vin, « de l'alcool, des liquides imprégnés de bitume « et de phosphore sur la surface sensible des esto- « macs phlogosés; que l'on contemple les suites « de cette torture médicinale, les agitations, les « tremblements, les convulsions, les délires fré- « nétiques, les cris de douleur, les physionomies « grimaçantes, hideuses, le souffle brûlant de « tous ces infortunés qui sollicitent un verre « d'eau pour étancher la soif qui les dévore, sans « pouvoir obtenir autre chose qu'une nouvelle « dose de poison, qui les a réduits à ce cruel état; « que l'on voie les innombrables victimes passer « de cette violente agitation à un abattement to- « tal, inonder leur couche et terminer ainsi leurs « souffrances et leur vie; que l'on réfléchisse bien « sur l'impossibilité où sont tous ces malheureux « incendiés d'éviter un pareil sort, à moins que « la nature ne provoque une crise violente; que « l'on pense aux dangers de ces mêmes crises « qui, quand elles ne sont pas elles-mêmes causes « de mort, peuvent laisser à leur suite des céci- « tés, des surdités, des paralysies, un état d'imbé- « cillité, la mutilation des membres, une santé « tellement affaiblie qu'il faut des mois, des an-

« nées, et toute la vigueur du jeune âge pour re-
« venir à l'état habituel de santé ; que l'on pro-
« mène ses regards sur la société pour y voir ces
« physionomies moroses, ces figures pâles ou
« plombées qui passent leur vie entière à écouter
« leur estomac digérer, et chez qui les médecins
« rendent encore la digestion plus lente et plus
« douloureuse par des mets succulents, des
« élixirs, des pastilles, des conserves, jusqu'à ce
« que leurs victimes succombent à la diarrhée,
« à l'hydropisie ou au marasme; que l'on remar-
« que, à côté, ces obstrués qui remplissent jour-
« nellement leur vase du produit de leurs pi-
« lules et de leurs eaux fondantes jusqu'à ce
« qu'ils aient partagé le sort des précédents; que
« l'on observe ces créatures à peine sorties du
« berceau, dont la langue se dessèche et rou-
« git, dont le regard commence déjà à exprimer
« la langueur, dont l'abdomen s'élève et devient
« brûlant, dont le cœur précipite ses pulsations
« sous l'influence des élixirs amers, des vins anti-
« scorbutiques, des sirops sudorifiques, mercu-
« riels, dépuratifs qui doivent les conduire à
« la consomption et à la mort. Que l'on examine
« attentivement ces jeunes gens d'un coloris bril-
« lant, pleins d'activité et de vie, qui commencent
« à tousser, et chez lesquels on décuple l'irrita-

« tion par des vésicatoires, le lichen, le quin-
« quina, jusqu'à ce que l'opiniâtreté des acci-
« dents les fassent déclarer atteints de tubercules
« innés à s'associer aux nombreuses victimes que
« l'entité qualifie du nom de phthisies pulmo-
« naires; que l'on se persuade maintenant qu'en
« agissant avec énergie pour arrêter les phleg-
« masies dans leurs premières explosions, et s'op-
« posant pendant leur acuité et dans leur état
« chronique à l'influence des agents qui peuvent
« les entretenir, on diminuerait peut-être quatre-
« vingt-dix-neuf centièmes des sommes de cala-
« mités dont je viens d'exposer le tableau, et que
« l'on prononce ensuite si la médecine a été
« plus nuisible qu'utile à l'humanité. Je conviens
« bien qu'elle a rendu à l'être souffrant le ser-
« vice de lui offrir des consolations en le berçant
« toujours d'un chimérique espoir, mais il faut
« convenir qu'une pareille utilité est loin de se
« révéler au milieu des autres sciences, puis-
« qu'elle semble la placer sur la ligne de l'astro-
« logie, de la superstition et de tous les genres
« de charlatanisme. En somme, la médecine ne
« possède encore que des aperçus et des données
« générales pour devenir une science. »

Ecoutons encore le docteur Frappart dans une

de ses lettres sur le magnétisme, adressée à M. Arago, aux docteurs Broussais, Bouillaud, Donné, Bazille, Douillet, 1839, 1840, 1841 :

« J'ai, leur écrit-il, un profond dégoût de la « médecine et des médecins : votre science est dans « l'anarchie, votre profession dans la décadence, « votre métier est sur le bord de l'abîme ; vous « n'avez point de corps médical, vous vivez « dans l'isolement, dans le mépris les uns des « autres ; la déconsidération vous envahit de tou-« tes parts, vous êtes sans résistance comme sans « puissance, et pourtant le moindre choc long-« temps et courageusement répété achèvera de « vous perdre. — Dans votre intérêt, songez-y, « messeigneurs, ne vous occupez que des ulcères « qui vous rongent, et ne m'obligez pas de les « agrandir : vous savez bien que je le puis, car « je connais les secrets de votre église. »

N'est-il pas douloureux d'entendre ainsi les plus célèbres médecins et professeurs de nos écoles avouer avec autant d'effroi leur impuissance de guérir avec le secours de leur science, et plus encore, confesser que l'exercice de leur profession est des plus dangereux pour l'humanité ; qu'elle a de tous les temps semé la désolation, la mort ! même pratiquée par eux...

Que doivent être, ô grand Dieu, leurs élèves au chevet du malade? Quelle sécurité, quel espoir doit avoir celui qui se confie aux soins de cette légion de médecins dont le professeur Broussais, à la page 12 nous fait un tableau si effrayant !... incapacités qui pullulent aujourd'hui, aussi bien dans le palais que dans la mansarde, qui vont porter la désolation jusque dans les plus petits de nos villages.

Pauvres humains, pauvres malades, écoutez encore : voici quelques-uns des poisons qui vous sont administrés :

Arsenic, acide prussique, belladonne, bryone, cantharides, ciguë, chlore, digitale, émétique, extrait de saturne, gratiole, iodure de potassium, jusquiame, laudanum, mercure, morphine, nitrate d'argent (ou pierre infernale), opium, colométas, sublimé corrosif (ou poudre de succession), rue, seigle ergoté, sulfate de quinine, strychnine (ou extrait de noix vomique), etc., etc.

Il y a encore beaucoup d'autres poisons aussi dangereux et qu'il serait trop long d'énumérer ici; mais qu'on n'oublie pas que ces poisons désignés ci-dessus, s'administrent comme médicaments sous toutes les formes : en pommades, dragées, collyres, tablettes, biscuits, cigarettes, liqueurs, poudres, etc., etc.

Ce que nous ne devons pas perdre de vue, c'est que tous ces nombreux liniments et pommades contiennent tous des poisons les plus violents; ils sont plus dangereux pour celui qui s'en laisse frictionner que les mêmes poisons pris à l'intérieur.

Les diverses formes de ces médicaments ne changent rien aux dangers d'empoisonnement auxquels s'exposent les personnes qui se les laissent administrer. Que l'on se pénètre bien que le plus grand danger ne commence pas par la maladie, mais bien au moment où nous nous servons de ces médicaments.

Nous n'avons pas de peine à croire que les temps sont arrivés où l'humanité est lasse des abus qu'exerce cette corporation de médecins qui n'ont que la science de parler une langue ou jargon inconnu du vulgaire, pour le dérouter sur la nature et la composition de leurs médicaments, qui déterminent chez les malades qui en font usage de si grands ravages et le plus souvent la mort.

Corporation qui ouvre une carrière aussi vaste à des falsifications de toutes sorte, par des drogues toxiques (empoisonneuses) qu'elle laisse introduire jusque dans nos boissons journalières, accréditent et prônent dans leurs prescriptions des aliments d'un composé factice, en dehors de la nature, qui amènent des maladies, altèrent notre santé, causes de la dégénérescence de notre espèce, dans le seul but d'alimenter l'industriel métier de médecin.

Le progrès, l'instruction, la civilisation doivent faire justice d'une semblable exploitation. Les temps sont arrivés où nous devons tous accueillir par un immense éclat d'indignation, de pitié, les anathèmes jetés par ces manipulateurs de drogues empoisonneuses contre les guérisseurs par le fluide qui ont laissé jusqu'à nos jours une aussi longue traînée de guérisons.

Retournons encore les feuillets de ce grand livre de l'histoire et cherchons si, après les poisons, nous n'y trouverons pas le contre-poison.

Au livre XIX de son Odyssée, Homère atteste que le sang qui sortait de la plaie d'Ulysse fut arrêté par des paroles.

Héliodore et Strabon (*Géograph.*, liv. XV) affirment que les Indiens et les Éthiopiens guérissaient par des paroles.

Pline, dans son Hist. natur., rapporte que Pyrrhus, roi d'Épire, guérissait toutes sortes de maladies sans remèdes.

Vespasien, Adrien, Aurélien, Agrippa, etc., etc., avaient, dit Delancre (*De l'Incréd.*), le pouvoir de guérir aussi sans remèdes.

Flavius Josèphe (*Antiq. Judaïq.*, liv. VIII, ch. 2) rapporte que Salomon avait un grand pouvoir de guérir. Il nous raconte aussi qu'il y avait un Juif nommé Éléazar qui, en présence de Vespasien et de toute son armée, guérissait un grand nombre de malades sans remèdes.

Les mêmes guérisons aussi remarquables se faisaient chez les païens. Apollonius de Tyane, Simon le Magicien, Ampulée, avaient aussi, de leur temps, une grande réputation par les nombreuses guérisons qu'ils obtenaient.

Thomas d'Aquin nous dit que Clovis fut le premier de nos rois qui, par le toucher, guérit les écrouelles ; il fut averti en songe que ce don lui serait donné.

Louis XIII guérissait aussi par le toucher.

Louis XVI fut le dernier de nos rois qui eut ce privilége.

Delancre nous rapporte (*De l'Incréd.*), que la fille du tribun Quirius guérissait beaucoup de malades par le toucher.

Le comte de Hasprug possédait aussi cette précieuse faculté.

Guillaume de Nangis nous rapporte (*Dictionnaire des reliques*, art. 11, pag. 124) que saint Louis avait recours au signe de la croix, signe qui avait un grand prestige dans ces temps de fanatisme.

Guillaume Tookès (*Claris, sive donum senat.*) et Delancre (*De l'Incréd.*, page 157) disent que la reine Élisabeth, quoique hérétique, guérissait avec un grand pouvoir.

Un médecin, dit Hippocrate (*Hippocrata, opera omnia*; Geneva, 1557, sect. 6 *De articulis*, pages 785 et 786), ne doit pas ignorer quel avantage il doit recueillir des frictions. (Elles resserreront des articulations trop lâches, elles relâcheront celles trop tendues.

Ammien Marcellin (liv. XXIX) nous fait connaître que l'empereur Valens fit mourir une vieille femme qui guérissait par des paroles, et ce fut après avoir rendu la santé à la fille de l'empereur que cette femme fut envoyée au supplice.

Charlemagne (*Capitulaires*, l. VI) condamna les devins et guérisseurs à la prison.

Nous trouvons dans le Dictionnaire encyclopédique des sciences (tome XVIII, p. 198) que le massage, les frictions étaient en grande réputation chez les anciens. Au même tome, à la même page, il est dit que les Indiens orientaux avaient recours aux frictions pour guérir les paralysies.

L'inquisition fit emprisonner Campanella, médecin de Naples, pour sortiléges, pour les cures qu'il obtenait par des frictions.

Arnobe l'Ancien (*Traité contre les Gentils*) assure que les païens guérissaient par le toucher.

Origène rapporte (*Contra Celsum*, liber I, p. 54) qu'il y a des hommes qui guérissent beaucoup de maladies par l'insufflation.

Les charlatans, disent Celse et Arnobe (*Arnobe contra Gentiles*) guérissaient aussi les malades par l'insufflation.

Saint Augustin (*Cité de Dieu*, liv. XIV, cap. 24) assure que beaucoup d'hommes guérissaient par l'insufflation.

Virey (*Dictionnaire des sciences médic.*, tom. XXIV, page 16) dit que l'empire de l'imagination est si étonnant que l'on a vu guérir sur-le-champ des malades aux portes du tombeau.

Le docteur Deslon (*Observations*, page 47) nous dit que si la médecine d'imagination est la meilleure, pourquoi n'en ferions-nous pas usage?

Corneille Agrippa (*Philosophie occulte*, chap. 66) dit qu'il n'est pas douteux qu'une ferme confiance, qu'une foi sincère, ardente, soient quelquefois plus efficaces que la médecine.

Suivant Paracelse (*Occulta philos.*, tom. XI, page 220), l'imagination et la foi sont si efficaces, qu'elles ont le pouvoir de guérir; que celui qui croit est récompensé suivant l'étendue de sa confiance; que le doute laisse tout imparfait dans la nature.

Ficin (*De vitâ cœlitus comparanda*, chap. 20) rapporte que les maladies du corps et de l'esprit se dissipent sous l'influence de l'imagination.

Grégoire de Tours (*Histoirè des Francs*, livre X, chap. 25) raconte qu'il existait dans la province d'Arles un bûcheron qui guérissait par le toucher, que plus de trois mille personnes le suivaient, et que l'autorité épiscopale s'alarma de l'ascendant que prenait cet homme sur le peuple; l'évêque Aurélius le fit massacrer.

Le même nous rapporte encore (Grég., *H. F.*, liv. IX, chap. 10) qu'en l'an 587 existait aussi un nommé Didier qui avait un don prodigieux de guérir sans remèdes, qu'une grande foule le suivait, que l'évêque de Tours accréditait qu'il ne guérissait pas et le persécuta.

Nous lisons dans l'*Histoire du diocèse de Meaux*, de Duplessis, qu'en l'an 1320, il y avait près de Lagny un enfant de huit ans qui devinait la source des maladies et les guérissait. Les malades qui affluaient vers cet enfant étaient considérables. L'évêque de Paris défendit, sous peine d'être excommunié, de se faire guérir par cet enfant.

Il existait en Irlande en 1628 (*Journ. du mag.*, tom. XIV, page 602), un officier nommé Valentin Greatraka qui avait une grande faculté de guérir. Il obtint des cures si extraordinaires lors d'une épidémie en 1665, qu'elles lui attirèrent des persécutions de la part du clergé; il rapportait les guérisons à Dieu, il recommandait la prière aux malades.

Vers l'an 1750, le curé Jean Gassner avait à sa suite plusieurs milliers de personnes qui attendaient de lui la guérison. Il exigeait pour le succès une foi sincère et la prière de la part des malades; il fut beaucoup persécuté et obligé, par ordre de l'évêque de Coutance, des archevêques de Prague et de Saltzbourg, de cesser ses guérisons.

En 1771, rue des Moineaux, à Paris, il y avait un homme qu'on appelait le *Toucheur*, qui guérissait par le toucher un grand nombre de malades : on le força de cesser ses guérisons.

Les journaux de Prague, de Nuremberg, rapportèrent, de 1805 à 1807, les nombreuses guérisons que le comte de Thun opérait.

En 1829, à Wurtzbourg, un prêtre, le prince Hohenlohe, exerçait une faculté de guérir si grande, que la rue où il demeurait étant encombrée de malades, il prit la résolution de guérir sur la place publique. Il lui fut interdit de continuer ses guérisons publiquement.

Vers l'année 1840, le commandant en retraite Lafargue exerçait à Pau la faculté de guérir. Sa maison était envahie par une grande affluence de malades, les persécutions de toutes sortes s'acharnèrent contre cet homme de bien; il fut traduit plusieurs fois devant les tribunaux par les médecins, malgré qu'il guérissait sans médicaments et gratuitement.

Vers les mêmes temps, Mme de Saint-Amour, à Nantes, était aussi douée d'une grande faculté de guérir ; elle rassemblait plusieurs malades à la fois, et les guérisons étaient nombreuses.

La *Revue des mondes invisibles* rapporte dans ses rapports nos 9 et 10, aux p. 282 et 318.

« Durant l'année 1853, le bruit des guérisons « de Blandin de Saint-Pol s'étant répandu, « l'affluence des malades était vraiment extraor- « dinaire..............................

«..... Malgré ses hauts mérites de désintéres- « sement, Blandin a rencontré l'ingratitude et « la persécution, il eut à souffrir du fanatisme « religieux.»

Les lois civiles et religieuses (Du Laurens, *De Tremis*, chap. 6), suivant les préjugés de chaque époque, se sont montrées très sévères contre les guérisseurs qui avaient recours aux procédés étrangers à la médecine.

Nous aurions des volumes à écrire si nous voulions relater tous les faits de guérison par le fluide que nous rapporte l'histoire. Chaçune de ces pages nous convaincrait de plus en plus que les corporations en ont toujours été troublées; car à peine en parcourons-nous quelques fragments, que nous y voyons que les sectes religieuses furent les plus dangereuses pour les guérisseurs.

Mais rassurons-nous, les temps sont passés où des prêtres fanatiques envoyaient à la torture, au bûcher, les hommes qu'un sentiment de charité inspirait. Les temps prédits sont arrivés, les calamités se succèdent, la douleur est à son comble, les hommes se convulsionnent et semblent vouloir par un effort suprême se dépouiller de ce fluide empesté du matérialisme, qui serpente sur la croûte humide de la terre; les masses épouvantées implorent les hommes dévoués pour les délivrer de ces fléaux de la persécution, de l'empoisonnement, de la guerre, de l'incendie, de toutes ces violences qui assombrissent le fluide éthéré des cieux.

L'heure a enfin sonné au cadran des destinées, où l'humanité épuisée doit se réveiller réchauffée par le soleil de la vérité, de la reconnaissance, pour tresser des couronnes au souvenir des

Socrate, des Galilée, des Jésus, des Jeanne d'Arc, des Mesmer, des Fulton, etc., qui, du haut de leurs demeures célestes, laissent s'échapper une larme de pitié sur la poussière ensanglantée de la terre, pour nous rappeler que nous sommes tous les enfants d'un même Dieu.

Disciples de Mesmer, qui possédez la science de diriger le fluide humain, élevez vos sensations par devers les courants immenses de l'éther divin, pour y puiser de nouvelles forces : un cri d'alarme sillonne la terre.

Vous qui aujourd'hui êtes encore en butte aux persécutions, aux sarcasmes de la mauvaise foi, de l'ignorance, fortifiez-vous dans la conviction que si vous appelez à vous l'influence des esprits élevés, votre faculté se développera et vous obtiendrez, avec moins de temps et de fatigues, des cures en plus grand nombre, et vous n'aurez plus besoin pour guérir d'avoir recours aux somnambules.

Et disparaîtra bientôt cette lèpre médicale qui dévore l'humanité.

Disciples de Kardec, qui d'ici-bas voyez rayonner dans les cieux ces esprits qui ont illustré tous les âges de l'humanité, implorez-les, ils ne seront pas sourds à votre prière, et du haut de leurs splendides demeures, ils déverseront, dans le cœur des médiums, de ce feu sacré qui embrasait d'une foi si ardente les apôtres de Jésus, et des torrents de fluide lumineux s'épandront sur la couche assombrie de la terre, et il surgira des prophètes, des guérisseurs qui réveilleront les peuples engourdis dans la matière.

Les différents moyens employés pour guérir, soit par le regard, par le toucher, les frictions, les plantes, les pommades, etc., se résument dans un seul : posséder la faculté guérissante, soit par le fluide humain ou par le fluide spirituel.

Le fluide magnétique humain, avec lequel les adeptes de Mesmer guérissent, n'en réfère que la puissance fluidique du magnétiseur, ce qui fait que les guérisons sont toujours plus longues à obtenir. Ce n'est qu'avec le temps et la patience qu'ils obtiennent des résultats individuels, mais peu de guérisons instantanées.

Mais il en est autrement du fluide magnétique spirituel expliqué par Allan Kardec. Selon lui, ceux qui possèdent cette faculté de guérir par ce fluide, le contraire des adeptes de Mesmer, ne donnent rien d'eux-mêmes; les guérisons ne se produisent que par le concours du fluide que le esprits qui ont vécu sur la terre ou dans d'autres mondes déversent sur le guérisseur (ou médium), selon son enseignement. S'il n'est pas du pouvoir de tous d'avoir la faculté guérissante, tout le monde peut, avec le recueillement, la foi, une volonté sincère, soulager un malade. Plusieurs personnes sympathiques à ce moyen de guérir, avec une pensée unie, se rassemblant autour d'un malade, verraient bientôt celui-ci se rétablir promptement.

Pour guérir avec le concours des esprits il n'est besoin d'aucune étude ; les sentiments de la charité, de l'amour de ses semblables sont les seules conditions pour développer cette précieuse faculté; l'égoïsme, la cupidité, l'intérêt sont autant de moyens contraires pour l'obtenir.

Nous ne saurions trop engager les personnes qui veulent le bien, d'essayer; et qu'elles ne se découragent pas si elles n'obtiennent que des résultats peu satisfaisants dans les commencements.

La faculté de guérir ne se développe le plus souvent qu'en renouvelant les essais.

Dans les cas de maladies graves, se réunir le plus de monde possible auprès du malade, appeler avec une foi vive, sincère, les esprits, rester en séance une heure au plus, renouveler les séances tous les jours à la même heure, éviter toutes distractions. Ces réunions feront reconnaître ceux qui sont plus particulièrement doués pour guérir.

Les guérisseurs qui obtiennent des cures en employant des spécifiques quelconques, tels que : pommades, tisanes ou autres préparations, possèdent en eux le fluide guérisseur. L'expérience nous prouve que ces remèdes perdent beaucoup de leur efficacité, manipulés et administrés par certaines personnes, ce qui donne la certitude que le fluide seul opère les guérisons.

Les plantes, herbes et autres ne sont bonnes qu'employées savamment comme hygiène.

Puisque nous avons de si grandes preuves des résultats obtenus par le fluide sans le concours de remèdes quelconques, il serait prudent pour ceux qui obtiennent des résultats, en employant les spécifiques, d'abandonner ce genre de traiter les malades. puisqu'ils peuvent guérir sans cela, et ils seraient à l'abri des poursuites édictées par la loi.

Que ceux qui connaissent la valeur hygiénique des plantes, herbes, etc., s'en servent, comme nous l'avons dit plus haut, pour nous maintenir en bonne santé, prévenir nos maladies ; la vertu tonique de quelques-unes employées à propos serait d'un grand secours pour aider au rétablissement des malades, des convalescents, surtout pour ceux qui ont été saturés de médicaments toxiques; employée de cette façon, ils n'encourront aucunes poursuites judiciaires.

Que chacun se pénètre bien que le fluide spirituel n'émane que de la bonne volonté des esprits et que personne de nous ne peut en disposer à son caprice. Le sentiment de l'attachement par la charité, qui rallie successivement tout ce qui vit et respire dans la création, seul peut trouver un écho auprès de ces êtres qui ornent les régions célestes, qui ont une souveraine pitié pour tout ce qui s'abaisse à vendre pour un peu d'or les bienfaits et la parole de Dieu.

FIN

Paris. — Imprimerie Alcan-Lévy, rue de Lafayette, 61.

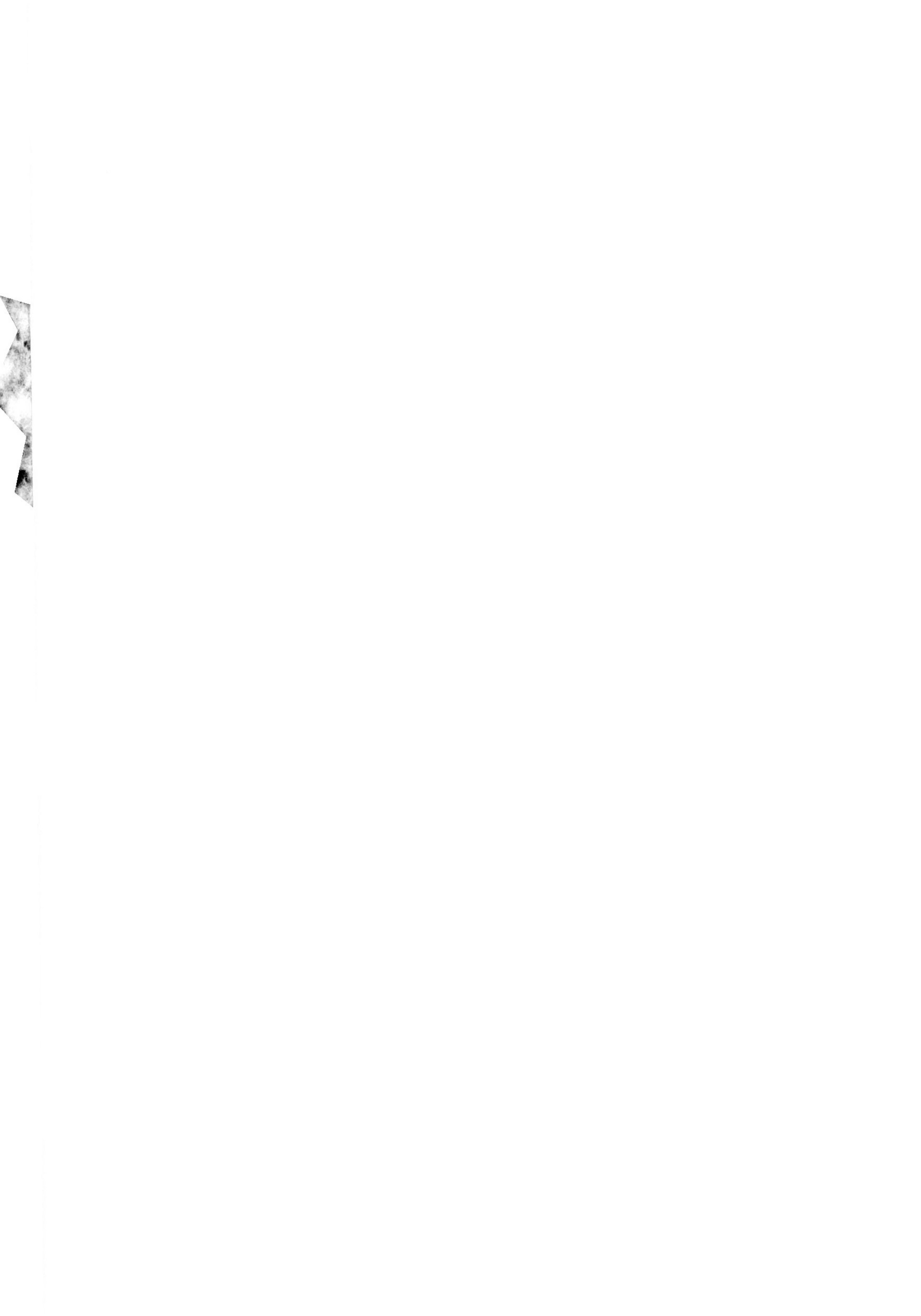

www.ingramcontent.com/pod-product-compliance
Ingram Content Group UK Ltd.
Pitfield, Milton Keynes, MK11 3LW, UK
UKHW020441220726
13923UKWH00005B/2271

9 782019 274122